Guía de Aromaterapia aplicada al Masaje

Un enfoque integrador

Enrique Sanz Bascuñana
Aromatólogo

Enrique Sanz Bascuñana

DEDICATORIA

Especialmente a mi hija Anna Galadriel por haber despertado el gusanillo de escribirlo.

Enrique Sanz Bascuñana

INDICE

Enrique Sanz Bascuñana

AGRADECIMIENTOS

A todos l@s alumn@s que en estos últimos 22 años me habéis permitido hacer de mi pasión mi profesión.

¡Muchísimas gracias!

Enrique Sanz Bascuñana

1. AROMATERAPIA Y ACEITES ESENCIALES

La clave para el buen uso y aprovechamiento máximo de todas las posibilidades de la Aromaterapia está en el conocimiento de las propiedades y características de los aceites esenciales y sus formas de aplicación.

AROMATERAPIA **es una palabra puede inducir a errores. Muchas personas que no la conocen pueden pensar que hablamos de un tipo de terapia basada en el aroma o en el olor. Esto sólo es cierto parcialmente.**

La Aromaterapia se basa en el empleo de aceites esenciales vegetales puros. Estos aceites esenciales se aplican de distintas maneras en el organismo para aprovechar todo su potencial terapéutico o sanador.

La Aromaterapia deriva de la Fitoterapia, es decir, la terapia basada en el uso de plantas medicinales, ya que los aceites esenciales que emplea sólo se extraen de plantas.

La Aromaterapia puede aplicarse y trabajarse desde distintas perspectivas, según la preparación de la persona que la practique. Tenemos desde empleos médicos de los aceites esenciales a aplicaciones caseras, pasando por tratamientos específicos para masaje o estética.

En estos momentos, a nivel internacional, es una de las terapias complementarias de mayor desarrollo en los últimos años, con unas perspectivas muy brillantes para la próxima década. En nuestro país es prácticamente desconocida y poco empleado

ACEITES ESENCIALES

Los aceites esenciales (también llamados "esencias", "aceites etéricos"), son la piedra angular sobre la que se sostiene la Aromaterapia.

Se extraen de las plantas básicamente a través de dos procesos:

a) **Destilación por arrastre al vapor de agua (por ejemplo, el aceite esencial de romero).**

b) **Expresión (sólo se emplea con los cítricos: limón, naranja, bergamota, mandarina, pomelo, etc.).**

Las plantas contienen esencias en sus tejidos. Podemos encontrarlas en cualquier parte de una planta, desde la raíz a la flor.

En general, existen en cantidades muy pequeñas. Las esencias dan a la planta su olor característico. No se conocen con exactitud sus funciones, se les atribuye la capacidad de atraer a los insectos para su reproducción, de protegerlas de determinados competidores o enfermedades o de ser reservas energéticas de la planta y productos de desecho de su metabolismo. En cualquier caso, lo que cada vez cobra mayor fuerza es su enorme capacidad terapéutica.

La gran ventaja de la Aromaterapia respecto de otras terapias es que trabajamos con productos muy concentrados. Hacen falta grandes cantidades de plantas para obtener un solo kilogramo de aceite esencial. Esto quiere decir que cada gota de un aceite esencial es un concentrado muy potente de una planta medicinal. Por eso, los tratamientos se realizan con pequeñas cantidades de estos preciosos líquidos.

Para hacernos una idea aproximada de su concentración, en gramo de aceite esencial de rosa está concentrado del potencial de unos 4 kg. de pétalos (4 toneladas de flores para un kg. de aceite esencial). En un gramo de lavanda está concentrado el potencial de unos 150 gr. de planta (150 kg. de planta para un kg. de aceite esencial) .

DESTILACIÓN POR ARRASTRE AL VAPOR

Reproducido de "Cúrese con la Aromaterapia". Ediciones Vital (Barcelona 1999) .

El sistema más empleado de extracción de aceites esenciales de calidad para Aromaterapia es la destilación por arrastre de vapor de agua (destilación al vapor) . En el esquema anterior puede observarse el proceso, que en la actualidad se realiza inyectando una corriente de vapor al recipiente que contiene la planta. El vapor rompe las glándulas que contienen las esencias en el vegetal, y las arrastra hacia un serpentín de refrigeración, que condensa el vapor en agua, obteniéndose así el aceite esencial y el hidrolato (agua destilada) de la planta.

Es importante observar el matiz. Cuando el vapor entra en la masa vegetal, extrae la ESENCIA de la planta (por ejemplo, cuando estrujamos entre los dedos una hoja de menta, podemos oler exactamente su esencia). ¿Porqué decimos entonces que obtenemos el ACEITE ESENCIAL y no LA ESENCIA?. Esto se debe a que el proceso de extracción, con vapor de agua, produce CAMBIOS QUÍMICOS en la esencia (oxidación, reducción, etc.), por lo que el producto que obtenemos de la destilación NO ES QUÍMICAMENTE IGUAL a la esencia que había en el interior de la planta.

En cambio, en el proceso de extracción por EXPRESIÓN (usado sólo en cítricos), se exprime la cáscara del fruto y se recoge su esencia (aquí no hay cambios químicos).

No obstante, para unificar conceptos y evitar confundir los aceites y esencias puros con las típicas esencias empleadas en alimentación, perfumería, cosmética, farmacia, ambientadores (no aptas para Aromaterapia), en este texto llamamos a todos estos productos puros y vegetales con el nombre de ACEITES ESENCIALES o ACEITES ETÉRICOS.

2. MITOS, ERRORES Y ADULTERACIONES

La complejidad y especialización necesarias para conocer en profundidad el maravilloso mundo de los aceites esenciales ha hecho que se creen todo tipo de equívocos e incluso mitos, que han dado lugar a todo tipo de perjuicios, errores y sobre todo, a desconocer el verdadero potencial de esta terapia.

Unas veces de forma inconsciente y muchas de manera intencionada para encubrir oscuros intereses personales y comerciales, se ha dado todo tipo de DESINFORMACION al profesional que le ha impedido el ejercicio neutral y efectivo de una Aromaterapia moderna y seria.

El objetivo personal del autor es ofrecer de forma transparente información real sobre la Aromaterapia, siendo consciente de que hay mucho que aprender y que descubrir en esta joven disciplina.

Mito 1: *"La Aromaterapia es peligrosa"*. : En los años 80 se comenzó a investigar de forma muy seria la relación entre la composición química de los aceites esenciales y sus propiedades terapéuticas.

Se descubrió que los aceites esenciales son sustancias muy complejas, compuestas por decenas o centenares de componentes químicos.

Algunos de los componentes químicos de algunos aceites

esenciales, **aislados y aplicados en determinadas dosis,** son tóxicos o peligrosos para la salud.

Algunas plantas medicinales (digital, acónito) son muy peligrosas si se ingieren en determinadas dosis, mientras que en dosis bajas tienen efecto medicinal y de hecho se emplean de forma terapéutica.

Con los aceites esenciales susceptibles de ser peligrosos, pasa lo mismo. De cualquier modo, desde los años 80, las empresas serias de Aromaterapia y las Escuelas e Institutos internacionales, **NO APLICAN ACEITES ESENCIALES TOXICOS EN SUS TRATAMIENTOS DE AROMATERAPIA.**

Las dosis de aceites esenciales empleados en los tratamientos por vía externa son muy bajas, y es prácticamente imposible que puedan intoxicar a alguien **(salvo que el aceite esencial esté contaminado, adulterado o corresponda a aromas químicos que se venden como tales).**

El problema de toxicidad siempre está en **la ingestión de aceites esenciales** (forma de Aromaterapia originaria de Francia), que sólo deberían administrar médicos o aromaterapeutas formados adecuadamente.

En nuestro país, la mayor parte de los médicos desconoce las posibilidades terapéuticas de los aceites esenciales y hay muy pocos profesionales naturópatas que las dominen. La formación en Aromatólogos/as que el autor intenta implantar desde hace años está comenzando a dar sus frutos (2016).

Por lo tanto, el único y mayor peligro de la Aromaterapia es **LA IGNORANCIA.**

Mito 2: *"Los aceites esenciales tienen propiedades mágicas":* Es difícil resistirse a la "magia" de los aceites esenciales, como es difícil resistirse a la belleza de la Naturaleza. Por su carácter invisible y por el desconocimiento del sentido del olfato, hasta hace relativamente poco tiempo, se consideraban "mágicas" las propiedades de los aromas y aceites esenciales.

Las investigaciones sobre el sentido del olfato, la olfacción y el efecto que los aromas ejercen sobre el cerebro del ser humano, poco a poco arrojan luz sobre su funcionamiento.

La ciencia corrobora que ciertos aceites esenciales tienen efectos sedantes, estimulantes o que refuerzan el aprendizaje o la memoria, simplemente oliéndolos.

Sería una pena dejar pasar de largo una terapia tan interesante por caer en los tópicos esotéricos y fáciles que en ocasiones rodean a todas las terapias complementarias.

La magia de la Aromaterapia no es ni más que la magia de la Vida y de la Naturaleza (que es mucha).

Mito 3: *"Cualquier cosa que huela tiene un efecto aromaterapéutico".*: Tal como entendemos la Aromaterapia hoy en día, esto no es así. Nosotros sólo trabajamos con aceites esenciales vegetales y puros.

Otros tipos de sustancias aromáticas (empleadas de forma industrial desde perfumes a ambientadores) , no se consideran **sustancias válidas para Aromaterapia** por ninguna Escuela medianamente seria en todo el mundo.

La gran industria de la perfumería sintética ha creado el término *"aromacología"* para designar a este tipo de productos aromáticos que dicen tener efectos relajantes, dar sensación de bienestar, etc., alejándose del concepto armonizador y terapéutico de la Aromaterapia y de la calidad de las materias primas naturales empleadas.

Las esencias RECONSTITUIDAS también entran dentro de este concepto industrial ajeno a la Aromaterapia.

Mito 4: *"Las esencias reconstituidas tienen una efectividad alta y son más baratas que los aceites esenciales puros".*:

El empleo de reconstituciones (copias a base de materias primas sintéticas o naturales de aromas y aceites esenciales) es perfectamente válido en la industria de la perfumería y cosmética, ya que los productos elaborados con ellas siempre deben tener el mismo olor y características.

Son mucho más baratas que los aceites esenciales, pero no les llegan ni a la suela de los zapatos en cuanto a efectividad.

Un aceite esencial es el producto de un proceso evolutivo de un ser (la planta) de miles o millones de años, es un producto equilibrado que tiene un potencial armonizador y terapéutico para el ser humano.

Una reconstitución es el trabajo (mejor o peor logrado, hay de todo), de un químico, que pretende "capturar" los rasgos principales de un aroma, y copiarlo al máximo de sus posibilidades, empleando cualquier materia prima natural o sintética (el precio es muy importante) que legalmente pueda usar.

El desarrollo de la química moderna tiene unos 100 años ¿frente a cuantos años de evolución planetaria?. Nadie ha podido demostrar científicamente que un reconstituido tenga aplicaciones similares a un aceite esencial puro, y no es cierto que las reconstituciones se hagan sólo con materias primas naturales.

La Aromaterapia más avanzada científicamente en estos momentos (Francia), aborrece el uso de este tipo de preparados y avisa de los efectos secundarios indeseables que tienen en muchas ocasiones.

Conclusión: La Aromaterapia aplicada seriamente **no emplea reconstituidos** en sus tratamientos. Los reconstituidos son sólo aceptables en perfumería y cosmética.

Mito 5: *"Para ambientar el hogar o el trabajo ya me va bien una esencia sintética de baja calidad"*: El desconocimiento e insensibilización progresiva de nuestro sentido del olfato, hace que no caigamos en la cuenta de que todo lo que olemos transmite un mensaje a nuestro cerebro y tiene un efecto sobre la mente y el cuerpo.

Si olemos un aceite esencial puro, estamos introduciendo una información válida y armonizadora para el organismo, que la empleará en la medida que le sirva.

Si olemos un aroma sintético, y la fórmula es cuidada y armónica, puede tener un efecto positivo sobre el organismo, de hecho esta es la base de la alta perfumería, conseguir respuestas de atracción a través del olfato.

El problema está en los **"aromas basura"**, esencias de muy baja calidad y muy bajo precio, elaboradas con productos químicos muy potentes, con gran poder de fijación y aroma muy intenso, que suelen provocarnos todo tipo de trastornos: molestias, dolores de cabeza, alergias, etc.

Estos aromas son sobre todo especialmente insidiosos en ambientadores, productos de limpieza, detergentes y aromas alimentarios.

Actualmente están ocasionando cada día más problemas desde que se han puesto de moda los **"aromas corporativos"** en tiendas y locales comerciales de todo tipo. Algunos trabajadores se niegan a tener que respirar durante toda una jornada laboral ese tipo de fragancias que les ocasionan dolores de cabeza, jaquecas, molestias respiratorias e irritan emocionalmente.

En el ámbito profesional de la Aromaterapia se encuentran en infinidad de gamas de "esencias naturales", "ambientadores naturales" –típico botecito con esponja-, inciensos, perfumes, etc.

Cuando el olfato se educa por fin con aceites esenciales puros, al cabo de poco tiempo puede distinguirse entre calidades y se es muy selectivo con lo que se quiere oler.

Conclusión: Es mejor para la salud usar un aceite esencial puro en pequeñas cantidades que un "aroma basura" barato en grandes cantidades.

Asimismo, los principales errores que encontramos en la práctica de la Aromaterapia son:

1. Desconocimiento del nombre botánico del aceite esencial a emplear.

2. Desconocimiento de la parte de la planta usada en el caso de plantas que producen más de una aceite esencial (por ejemplo, de la cáscara del fruto, de la hoja y de la flor -naranjo amargo-; de la corteza y de la hoja –canela-, etc.).

3. Desconocimiento del quimiotipo (componente químico mayoritario) en los casos en que se precisa conocerlo.

4. Desconocimiento de la procedencia y calidad de la sustancia empleada (pura, diluida, adulterada...).

5. Creencia de que los aceites esenciales actúan mejor si son ingeridos que si son aplicados de forma tópica (no necesariamente ha de ser así).

6. Desconocimiento de las contraindicaciones de algunos aceites esenciales: alérgicos, asmáticos, bebés, embarazadas, pieles sensibles, exposición al sol (algunos son fotosensibilizantes).

7. Identificación de las propiedades de la planta con las del aceite esencial: no necesariamente son las mismas.

8. Confusión entre esencias, aceites esenciales, esencias florales (sistema Bach y otros) , aceites vegetales..., con interpolación de dosis y aplicaciones terapéuticas que no son obligatoriamente las mismas.

9. Desconocimiento de las formas de aplicación correctas.

10. **Escaso éxito terapéutico por aplicaciones inadecuadas (falta de formación profesional)**

Si nos damos cuenta, casi todos los errores que se cometen podrían subsanarse con la adecuada formación seria e imparcial. Un profesional informado y bien formado no ha de tener ningún problema en el uso de la Aromaterapia, sino todo tipo de satisfacciones y recompensas personales y materiales.

3. BREVE DESARROLLO HISTÓRICO DE LA AROMATERAPIA. SITUACIÓN ACTUAL

A pesar de que la humanidad hace más de 5.000 años que emplea los aceites esenciales, hasta hace unos 25 años, fuera de Francia, no se conocía prácticamente la aromaterapia.

El primer libro publicado en 1.937 por **M.R. Gatefossé "Aromathérapie",** por ejemplo, no se tradujo al inglés hasta 1.997 (Robert Tisserand). En el año 2.016, continúa sin encontrarse publicado en español.

El libro que marcó un hito en el mundo de la aromaterapia, haciéndola increíblemente popular en los países anglosajones fue "El Arte de la Aroma-terapia" (The Art of Aromatherapy), escrito por **Robert Tisserand** en 1.977. En estos 40 años, las únicas referencias bibliográficas que encontramos son:

- 1.939. "Les Produits Aromatiques Utilises en Pharmacie", de A. Couveur.
- 1.961. "Le Capital Jeunesse", un clásico de M. Maury.
- 1.964. "Die Physiologischen and Pharmakologischen Wirkungen der Atherischen Ole, Reichstoffe und Vermandten Produkte", de A.. Muller.

A partir del libro de Tisserand, hasta la actualidad, podemos encontrar decenas de publicaciones en el campo de la aromaterapia, en todos los idiomas, y con todo tipo de enfoques y calidades.

El primer libro escrito por un español, no lo es hasta 1.982, cuando aparece un texto del prolífico **Dr. V. L. Ferrándiz** titulado **"Osmoterapia, olores que curan y olores que enferman",** con un interesante enfoque hacia la inhalación como sistema de aplicación de aceites esenciales.

En pocos años, las publicaciones sobre Aromaterapia ascienden a cientos de títulos nuevos. Nos encontramos, entonces, en plena expansión, con muchas personas deseosas de conocer y aplicar la Aromaterapia.

El interés que despierta esta terapia en nosotros, seguramente se debe a la parte hedonista y placentera que conlleva. En efecto, además de ayudar, es muy agradable ya que basa su acción en aceites esenciales de aromas atractivos para los seres humanos.

En su **enfoque holístico**, emplea mucho el masaje (los aceites esenciales aplicados a través de la piel) teniendo en cuenta el triángulo cuerpo-mente-alma, por lo que la persona que recibe un tratamiento adecuado se siente como tal: **ser humano**.

El fragante y delicioso aroma de estos aceites esenciales actúa, principalmente, a nivel psicológico. Las aplicaciones de masajes, baños, inhalaciones, suelen emplearse sobre todo para problemas físicos.

En el siglo XIX, empezamos a tener datos de las investigaciones científicas sobre aceites esenciales. El **Dr. Chabenes**, escribió un libro en 1.838 sobre las enormes posibilidades de utilización de los materiales aromáticos (hasta entonces empleados sobre todo en perfumería y cosmética).

René- Maurice Gatefossé*, considerado el inventor del término "Aromaterapia", usó los aceites esenciales durante la I Guerra Mundial para curar heridas de los soldados. En su investigación descubrió que los aceites pueden tardar de 30 minutos a 12 horas en ser totalmente absorbidos por el organismo, aplicándose a través de la piel. Publicó el libro "Aromathérapie" en 1.937.

En 1.918, **Cavel** investigó el efecto de 35 aceites esenciales sobre cultivos microbianos. El más efectivo resultó ser el tomillo, demostrando mayor actividad que el fenol (usado como desinfectante hospitalario).

Los italianos **Gatti y Cajola y Paolo Rovesti**, investigaron los efectos psicosomáticos de los aceites esenciales.

---

*https://es.wikipedia.org/wiki/Ren%C3%A9-Maurice_Gattefos%C3%A9

En Francia, Bélgica, Suiza, la aromaterapia ha tenido un claro desarrollo de la mano de médicos y farmacéuticos.

En la década de los 50, **Marguerite Maury**, casada con un médico homeópata francés, se interesó por los aceites esenciales, centrando su atención en la facilidad que tienen en penetrar en la piel y mantener la juventud. En el Reino Unido establece un sistema de Aromaterapia dirigido a esteticistas y masajistas (hasta entonces en Francia aplicaban la Aromaterapia sólo médicos).

Se asoció el término "aromaterapia" a "masaje con aceites esenciales". Como una esteticista no puede aplicar tratamientos médicos, la práctica se derivó a tratamientos antiestrés, problemas de piel, masaje, etc.

Poco a poco, por este tipo de práctica y porque la información sobre aceites esenciales disponible provenía de la industria de la Perfumería, fueron introduciéndose todo tipo de componentes aromáticos, como resinas, absolutos, etc.

Ella no consideraba que hubiera que personalizar los tratamientos de aromaterapia: tenía un sistema de trabajo y una serie de preparados comerciales (con fórmulas secretas) que las esteticistas aprendían a aplicar.

Este concepto, totalmente comercial, que por desgracia encontramos actualmente en muchas ocasiones y diferentes empresas, no es Aromaterapia realmente. No deja de ser más que una publicidad de una casa comercial. **La Aromaterapia real no entiende de marcas comerciales**.

De cualquier forma, ella fue la precursora del sistema de Aromaterapia anglosajón (Escuela Anglosajona), en la que se formaron personas tan importantes e influyentes en la moderna Aromaterapia como Robert Tisserand o Shirley Price, quienes en la actualidad marcan las pautas en cuanto a conocimientos, investigación, desarrollo, aplicación y enseñanza de esta terapia, que hoy en día ya no solo practican esteticistas y masajistas, sino fisioterapeutas y personal sanitario en hospitales.

Otra importante figura de la Aromaterapia, que ayudó mucho a su divulgación en Francia y posteriormente en el Reino Unido al traducir su obra, fue el **Dr. Jean Valnet**. El también aplicó la aromaterapia en la guerra de Indochina y a su vuelta a Francia contribuyó a su conocimiento popular. Otras figuras insignes fueron **Belaiche, Girault y Pradal**. En Francia la Aromaterapia era prescrita por médicos practicantes de medicinas complementarias y los aceites esenciales se encontraban en farmacias, incluso durante un tiempo podía recetarse y adquirirse bajo el amparo económico de la Seguridad Social.

En esta situación, los franceses consideraban que lo que hacían los británicos no era aromaterapia, y al revés, los británicos veían como una barbaridad llamar "aromaterapia" a una técnica en la que se recetaban por vía interna aceites esenciales.

Como podemos ver desde el principio del desarrollo histórico, realmente nos encontramos ante **dos ramas del mismo árbol**.

Pero en los años 90 el panorama del mundo de la Aromaterapia iba a cambiar radicalmente. El aromatólogo Pierre Franchomme junto con el médico Daniel Pénoël publican en 1990 la obra "L´ Aromathérapie exactement", con una cantidad de información sobre la química de los aceites esenciales y sus aplicaciones terapéuticas sin parangón hasta el momento.

Paralelamente, personalidades importantes como Robert Tisserand en Inglaterra, en los años 70 impulsó y revolucionó la Aromaterapia con la publicación de "The Art of Aromatherapy", interesante y completísimo libro (para la época), un clásico que hay que conocer (está publicado en español).

Este pionero desarrolló una importante labor docente, creando el más prestigioso centro de formación del mundo en los años 90 del siglo XX, el "Tisserand Institute", de donde han salido formadas gran cantidad de personas que en la actualidad marcan las directrices de la Aromaterapia en muchos países del mundo.

Su forma de aplicar la aromaterapia ha ido evolucionando al igual que el conocimiento que tenemos de los aceites esenciales, siendo en estos momentos mucho más rigurosa y científica que en los años 70. Publicó junto con Tony Balacs en 1.995 la obra de referencia mundial en cuanto a seguridad y toxicidad de los aceites esenciales "Essential Oil Safety". Es una de las autoridades mundiales más respetadas en el mundo de la Aromaterapia.

También en el Reino Unido encontramos otra atractiva figura, Shirley Price, que evolucionó tomando lo mejor de las dos escuelas para crear un enfoque holístico de la Aromaterapia muy atractivo y abierto a todo tipo de profesionales. En la actualidad, su línea de trabajo tiende mucho más hacia los profesionales sanitarios.

La aromaterapia ha sufrido en los últimos años un importante crecimiento en todo el mundo, sobre todo en los países de influencia anglosajona (Australia, Nueva Zelanda, Canadá, Estados Unidos, Sudáfrica), países escandinavos, Alemania y Suiza, Bélgica, Corea del Sur y Japón.

Mientras tanto en Europa continental, se extiende con mucho éxito comercial un enfoque particular de la Aromaterapia Médica, Clínica o Medicina Aromática (conocida como "Escuela Francesa") y que una importante multinacional del sector intenta apropiarse como suya.

Con un afortunado comercialmente (pero totalmente manipulado) "banderín de enganche", el *"quimiotipo"*, han desvirtuado y sacado del contexto original algo que en su momento tenía un sentido práctico (diferenciar aceites esenciales de plantas idénticas que por cuestiones bioclimáticas dan aceites esenciales con composiciones químicas tan diferentes que tienen aplicaciones terapéuticas distintas).

Desde un lenguaje farmacéutico, resulta muy familiar tanto para médicos como para otros profesionales sanitarios, el concepto de "principio activo".

La farmacología actual tiene muy bien estudiado el efecto terapéutico (indicaciones y contraindicaciones) de la mayor parte de las moléculas aromáticas aisladas presentes en los aceites esenciales.

Por ejemplo, puede conocer muy exhaustivamente el comportamiento y efectos que demuestra la molécula del alcanfor o del mentol. Hay muchísimos preparados (cremas, pomadas, ungüentos) en las farmacias a base de estos componentes, todo el mundo conoce desde cremas de masaje a preparados de tipo respiratorio empleados desde hace décadas y que tienen como base dichos componentes aromáticos.

El problema desde el punto de vista de la Aromaterapia auténtica (no la comercial), es que un aceite esencial **ES MUCHO MÁS QUE UNA, DOS O TRES MOLÉCULAS** aromáticas con actividad terapéutica.

Los aceites esenciales están compuestos por decenas o centenares de dichas moléculas aromáticas con poderes terapéuticos por separado, pero que se comportan de forma distinta unidos.

La idea de que una o dos moléculas son las que determinan la totalidad de efectos, indicaciones y contraindicaciones de un aceite esencial choca frontalmente con la esencia de la Aromaterapia: si lo importante son las moléculas aisladas, es mucho más barato y sencillo usarlas de síntesis y en estado puro, como hacen los preparados de farmacia convencionales, que a través de sustancias naturales, como los aceites esenciales, que siempre son distintos y de contenido variable, como productos de la naturaleza que son (no hay dos lechugas iguales).

El enfoque puramente químico-farmacológico es de una gran limitación y lleva a la Aromaterapia a un callejón sin salida: ¿cómo valoramos sustancias que siempre son distintas, que siempre tienen composiciones químicas diferentes –lote a lote-?¿en qué se diferencian las moléculas naturales de las artificiales, si la farmacología actual las considera idénticas?...

Desde mi perspectiva de Aromaterapia Integrada, considero que sabemos poquísimo sobre los aceites esenciales y que tenemos que descubrir mucho más de lo que sabemos, que la ciencia es imprescindible para ello pero que el paradigma científico actual predominante no tiene capacidad para entender la naturaleza profunda de los aceites esenciales y todo su potencial terapéutico y sanador en general.

La popularidad de la Aromaterapia cada vez crecerá más, a medida que se formen nuevos terapeutas cualificados, que se introduzca en el sistema médico y se demuestre la validez terapéutica de aceites esenciales poco conocidos y se extienda la conciencia de prevenir los problemas para no tener que llegar al extremo de emplear tratamientos médicos convencionales más que cuando sea estrictamente necesario.

PROBLEMAS Y RETOS ACTUALES

De igual modo que en la fábula del "Rey Desnudo" de Andersen, nadie se atrevía a decir lo que veía en realidad por miedo a que se le calificase como estúpido[1], es decir que dos farsantes le habían engañado y en lugar de un traje de tela invisible, el rey iba desnudo, da la sensación de que ciertos profesionales ligados a la Aromaterapia miran hacia otro lado frente a las manipulaciones e intereses puramente comerciales actuales. El uso del "quimiotimo" (así llamo yo al quimiotipo manipulado, ver mi artículo "quimiotipas o quimiotimas"[2]) como manera de dar un barniz de seriedad frente a personas que desconocen la Aromaterapia de sus argumentos, lo único que está consiguiendo es confundir y degradar el buen uso de los aceites esenciales.

Por mi experiencia de casi 30 años en el sector, veo que la degradación a que se ha sometido la visión médica de la Aromaterapia, simplemente por fines comerciales, está derivando en que las empresas que antes vendían aceites mediocres e incluso adulterados, ahora, simplemente poniendo en su etiqueta y envase dos componentes químicos ya "quimiotipan" sus basuras y de ese modo engañan a todas aquellas personas a las que también se les ha engañado con el cuento de que quimiotipo es sinónimo de calidad, seriedad y control técnico y científico.

Se falta al respeto de todos los aromaterapeutas que nos han precedido y de quienes hemos recibido las enseñanzas y experiencias de las que nos alimentamos, y que no conocían todavía el concepto "quimiotipo", pero que sin embargo curaban a personas e incluso salvando sus vidas, diciendo que no puede hacerse una aromaterapia científica ni de calidad sin que los aceites empleados sean "quimiotipados".

[1] ver cuento en https://es.wikipedia.org/wiki/El_traje_nuevo_del_emperador

[2] https://institutoesb.com/quimiotipas-o-quimiotimas/

Parece mentira que nadie se plantee (al menos públicamente) que el concepto "quimiotipo" sólo tiene sentido si señala diferencias terapéuticas entre aceites esenciales de plantas iguales, ya que el nombre botánico se nos queda corto para ello. Pero que muchas plantas y sus aceites, no producen diferencias químicas tan importantes como para que se señale un quimiotipo.

Los "quimiotimadores" siempre ponen los mismos ejemplos: Romero (*Rosmarinus officinalis*), Tomillo (*Thymus officinalis*), porque son dos plantas que si producen quimitipos cuando destilamos sus aceites. Pero no les sacas de ahí y algún otro más...

Ya va siendo hora de que "recojan velas", disfruten de sus réditos bancarios, de que usemos el razonamiento para darnos cuenta de cómo nos manipulan, y de que lo verdaderamente importante en los aceites esenciales es una máxima calidad y una buena aplicación profesional.

Lo único que está consiguiéndose con este enfoque tan parcial de la Aromaterapia (aparte de que el lenguaje sea familiar a farmacéuticos y médicos, algo que me parece sensacional), es que las personas que quieren acercarse y aplicarla profesional o particularmente tengan la sensación de que es muy compleja, peligrosa y al alcance de personas con conocimientos químicos avanzados.

Otro importante frente abierto en la actualidad, este mucho más grave desde mi punto de vista, es la vulgarización y falta de responsabilidad máxima que están demostrando los que considero son **el "cáncer" de la Aromaterapia**: las empresas de venta piramidal (aunque a ellos les gusta más que les llamen **"multinivel"**, es lo mismo realmente).

Desde el único y máximo motor (codicia), se valen de los aceites esenciales para conseguir sus objetivos, vendiendo a precios absolutamente abusivos y fuera de toda lógica (salvo la suya, claro, de ganar muchísimo dinero) productos que están demostrando ser de dudosa calidad en algunas ocasiones y dando unas orientaciones de uso absolutamente demenciales (con el fin de gastar muchos aceites y por lo tanto, vender también mucho) a personas que se acercan con la mejor voluntad para mejorar sus vidas y su salud.

La ingesta, la aplicación de grandes cantidades de aceites sobre la piel, los ojos, etc., por parte de personas con nula o bajísima preparación, sólo hace que perjudicar a las personas que nos dedicamos a este noble arte desde hace muchos años y a las que se acercan y quieren hacerlo bien.

Conceptos absurdos como **"grado terapéutico"**, acuñados por ellos, van sonando y haciendo el coro al **"quimiotimo"** desde la otra parte del Atlántico. Los aceites son aceites, los sellos creados por las propias empresas para sus productos no son ningún tipo de garantía de calidad.

Al igual que los miles de aromaterapeutas que han estado ayudando, curando, sanando o salvando vidas con aceites esenciales antes del concepto "quimiotipo", también lo han hecho antes de la creación del concepto "grado terapéutico". Es una papanatada como otra cualquiera de quienes llamo "mercanchifles de la aromaterapia", un argumento de marketing que suena bien pero que no tiene ninguna relevancia realmente.

Cualquier aceite esencial bien destilado y no adulterado tiene aplicaciones terapéuticas máximas y mínimas contraindicaciones. Pero también sirve para la industria alimentaria, para bebidas, aromas, para la industria cosmética y para la de perfumería, para aromatizar tabacos para productos industriales, etc., como materia prima muy versátil que es.

Muchos profesionales honestos también aplican y luchan contra todas estas maneras de trabajar codiciosas y perjudiciales*. Desde la Asociación Española de Aromatología también trabajamos en el mismo sentido.

*https://www.naha.org/explore-aromatherapy/safety

*http://aearomatologia.org/

4. CAMPOS EN LOS QUE SE DESENVUELVE LA AROMATERAPIA. APLICACIONES PRINCIPALES

Los aceites esenciales tienen infinidad de usos en la práctica médica. Según el Dr. Jean Valnet *"...pueden tratar un amplio rango de infecciones: pulmonares, hepáticas, intestinales, urinarias, uterinas, ORL, cutáneas (heridas infectadas, dermatosis supurantes)..."*

"...La Aromaterapia puede neutralizar enteritis, colitis y fermentaciones pútridas, y puede aliviar bronquitis crónicas y tuberculosis pulmonares. Las colonias de bacilos no resisten a los aceites esenciales.".

Las plantas son parte muy importante de la medicina natural. La Fitoterapia emplea la planta en su totalidad o en partes, por sus aplicaciones medicinales. La Aromaterapia y la Aromatología (similar, pero usando los aceites esenciales por vía interna –escuela francesa-), son ramas de la Fitoterapia, que sólo emplean aceites esenciales obtenidos por destilación al vapor o expresión (cítricos). Su empleo y administración son sencillos, en comparación con antibióticos o esteroides administrados por la medicina alopática, dejando el organismo agotado y sin defensas o desarrollando todo tipo de intolerancias.

La razón de que la Aromaterapia tenga tantas posibilidades y variedades de aplicación está en la naturaleza de los aceites esenciales. Tienen la facilidad de penetrar rápidamente a través de la piel. Su efecto sobre la mente a través del olfato es inmediato, y la completa y compleja composición molecular y su potente actividad farmacológica, hacen de estas sustancias aromáticas naturales "comodines" que pueden aplicarse en multitud de áreas y formas terapéuticas (y no terapéuticas también).

La Aromaterapia es un tratamiento versátil y flexible, empleado de formas muy diferentes hoy en día y que implica distintos campos:

- **MEDICINA**
- **ENFERMERIA Y OBSTETRICIA**
- **TERAPIAS HOLISTICAS**
- **FITOTERAPIA Y HERBOLOGÍA**
- **ESTETICA Y TRATAMIENTOS DE BELLEZA**
- **PSICOAROMATERAPIA,**
- **PERFUMERIA**
- **INVESTIGACION SOBRE EL OLFATO**
- **ANALISIS QUIMICOS**
- **CULTIVO DE LAS PLANTAS Y EXTRACCIÓN DE LOS ACEITES ESENCIALES**

5 AROMATERAPIA APLICADA AL MASAJE

Los aceites esenciales penetran en nuestro organismo perfectamente a través de la piel (vía trasepidérmica), puros o diluidos en aceites vegetales. Esta es la forma más adecuada de realizar un masaje aromaterapéutico, diluir el aceite esencial en un aceite vegetal (aceite graso, como el de almendras).

El masaje con aceites esenciales busca, sobre todo, hacer penetrar de la mejor forma posible la fórmula personalizada que se realiza para cada cliente. Por ello son muy importantes los movimientos suaves y profundos. Hay infinidad de escuelas, métodos y sistemas perfectamente válidos que complementan Masaje y Aromaterapia.

ACEITES ESENCIALES ADECUADOS PARA MASAJE PROFESIONAL

Antálgicos: Todos los ricos en fenoles (precaución, son dermocáusticos) **Máximo 5 %. Ajedrea** (Satureia montana), **Tomillos** (*Thymus vulgaris quimiotipo timol, Thymus zygis*), **Oréganos** (*Origanum vulgare, Origanum capitatum*), **Clavo** (*Eugenia caryophyllus*). El

clavo diluido al 10 % nos servirá para disminuir dolores muy fuertes. El **Laurel** (*Laurus nobilis*) es un potente antálgico no irritante (aunque potencialmente alergetizante), excelente en artritis, poliartritis, reumatismos osteomusculares y deformantes y contracturas musculares –máximo 5 %-.

Drenaje linfático: **Pino** (*Pynus sylvestris*) y **Picea** (*Picea mariana*) son muy útiles (diluciones máx. 10 %).

Golpes: Aplicación inmediata de **Menta piperita** (*Mentha x piperita*) pura (gotas) en la zona.

Hematomas: El aceite esencial de Inmortal o Siempreviva (*Helycrisum italicum ssp. italicum*), favorecerá la reabsorción muy rápida de los depósitos fibrino-hemoglobínicos Diluir al 5 % en aceite vegetal de rosa mosqueta.

Relajación: Los cítricos son excelentes, sólos o combinados. Especialmente la **mandarina** (*Citrus reticulata*). También el petit-grain mandarino es un excelente relajante. Vigilar su fotosensibilidad.

Apio –semillas- (*Apium graveolens L. Var dulce*): Específico drenante del hígado (masaje externo).

Árbol del té – Tea Tree (*Melaleuca alternifolia quim. terpineol-4*): Inmunoestimulante. Agotamiento general y nervioso, depresión. Personas que necesitan energía.

Bergamota (*Citrus aurantium L. ssp. bergamia*): Insomnio, antidepresivo. Fotosensibilizante.

Canela -corteza- (*Cinnamomum zeylanicum*), rica en aldehido cinámico produce un efecto calorífico acompañado de efecto antálgico duradero (precaución, es dermocáustica). Máximo 5 %.

Cedro Atlas (*Cedrus atlantica*): Retenciones hidrolipídicas, celulitis, arteriosclerosis.

Ciprés (*Cupressus sempervirens*): Varices, hemorroides, mala circulación, edemas de los miembros inferiores.

Enebro –bayas- (*Juniperus communis*): Reumatismos.

Estragón (*Artemisia dracunculus*): Dolores premenstruales.

Espliego (*Lavandula latifolia*): Expectorante, quemaduras severas (aplicar en el momento y puro), reumatismos, poliartritis reumatoides.

Eucalipto citriodora (*Eucalyptus citriodora*): Para recalentar los tejidos con fricciones, puede emplearse puro o diluido hasta el 20 % en aceite vegetal. Muy bueno en artritis, poliartritis reumatoides y reumatismos.

Eucalipto radiata (*Eucalyptus radiata*): Excelente en gripes (combinar con Ravintsara). Expectorante. Carece de las contraindicaciones del eucalipto común (*Eucalyptus globulus*).

Jengibre (*Zingiber officinale*): Problemas intestinales, indigestiones (Masaje abdominal). Impotencia (masaje en el bajo vientre). Reumatismo.

Geranio África – Geranio Egipto (*Pelargonium Roseum W.*) : Antálgico, fungicida. Dermatosis infecciosas, acnés infectados, reumatismos osteoarticulares.

Hinojo (*Foeniculum vulgare M. ssp. capillaceum var. Dulce*) : Regula la menstruación. Masaje bajo vientre.

Hisopo (*Hyssopus officinalis L. ssp. officinalis*) : Anticatarral, mucolítico, heridas.

Incienso (*Boswellia carterii B.*) : Inmunodeficiencias, asma, depresión nerviosa. Pieles con problemas. Arrugas y estrías responden bien a preparados que lo contengan.

Jara (*Cistus ladaniferus*): Excelente aceite esencial para esclerosis en placas, artritis, poliartritis reumatoides y hemorragias.

Lavandín Super (*Lavandula x Burnatii-Briquet clon Super-*) : Nerviosismo, insomnios, cicatrices, llagas, quemaduras, calambres, paraflebitis.

Lavanda vera (*Lavandula angustifolia M. ssp. angustifolia*): Nervisismo, insomnio, angustia, dermatosis, costras, llagas, cicatrices, quemaduras, calambres, paraflebitis.

Lemongrass (*Cymbopogon flexuosus*) : Celulitis, artritis. Antiinflamatorio y sedante. Irritante uso externo.

Limón (*Citrus limon*) : Insuficiencias hepáticas (leves), pesadillas, desinfección aérea , insuficiencias venosas, calmante nervioso. Dermocáustico y fotosensibilizante.

Luisa – Hierbaluisa (*Lippia citriodora*): Antiinflamatorio, sedante y antidepresivo potente. <u>Vía interna</u>.

Manzanilla romana (*Anthemis nobilis*) : Calmante del sistema nervioso central. Preanestesiante. Antiinflamatorio. Antiparasitario. Shock nervioso. Muy bien tolerada, incluso por niños. Aceite esencial muy seguro.

Mejorana – Mejorana francesa (*Origanum marjorana*): Algias, neuralgias, reumatismo muscular, artrosis, distonías neurovegetativas: taquicardias, arritmias, hipertensión arterial, síncopes; disneas; trastornos digestivos y sexuales; distonías neuropsíquicas-ansiedad, estrés, opresiones, psicosis, insomnios, vértigos...).

Mejorana española – Tomillo blanco (*Thymus mastichina*): Anticatarral y expectorante potente.

Menta (*Mentha x piperita*): Insuficiencias hepatopancreáticas. Indigestiones, vómitos, mareos (transportes). Zona, neuralgias, ciáticas. Eccema. Precauciones en uso externo en zonas sensibles .

Naranja dulce (*Citrus sinensis L.*) : Ansiedad, nerviosismo, desinfección aérea. Fotosensibilizante.

Neroli – Azahar (*Citrus aurantium L. ssp. aurantium*) : Uno de los mejores antidepresivos.

Nuez moscada (*Myristica fragans H.*) : Reumatismos agudos y crónicos, agujetas, torceduras. No usar de forma prolongada.

Orégano (*Origanum compactum B.*): Potente antiinfeccioso. Tónico estimulante general e inmunoestimulante. Dermocaústico.

Palmarrosa (*Cymbopogon Martinii S. Var. Motia*) : Antimicrobiano y antibacteriano de amplio espectro, antibacteriano, fungicida, antiviral. Acnés, eccemas, enteritis virales, fatiga cardiaca. Sin contraindicaciones.

Petit-grain limonero – Limonero hojas (*Citrus limon*): Antirreumático, insomnio.

Petit-grain mandarina – Mandarino hojas (*Citrus reticulata*) : Antiespasmódico y calmante potente. Insomnio, ansiedad, situaciones estresantes.

Pino silvestre (*Pynus sylvestris L.*) : Astenias, esclerosis en placas, bronquitis, sinusitis, asmas, artritis, procesos inflamatorios y alérgicos, infecciones severas (coadyuvante del tratamiento).

Pomelo (*Citrus paradisii M.*) : Excelente aroma cítrico, muy agradable, reconfortante y estimulante. Tiene propiedades muy importantes como desinfectante aéreo. Es fotosensibilizante.

Ravintsara (*Cinnamomum camphora*): El mejor antigripal (combinar con eucalipto radiata). Herpes, zona, pestes, insomnio, fatiga muscular. Muy seguro.

Romero quimiotipo alcanfor (*Rosmarinus officinalis quim. alcanfor*): Muy apreciado en masaje deportivo. Descontracturante muscular, deshace tensiones y agarrotamientos. Máximo 10 %.

Rosa de Damasco (*Rosa damascena*): Neurotónico. Problemas de la esfera sexual femenina y masculina. Excelente en todo tipo de tratamientos para la piel. Aroma insuperable. Se emplea en pequeñas cantidades (una gota por tratamiento). Se le considera como el aceite esencial de mayor tasa vibratoria conocido. Es importante asegurarse de su autenticidad, es un producto muy caro.

Salvia esclarea (*Salvia sclarea*): Regulador de problemas hormonales y menstruales. Hemorroides, fatiga nerviosa. Contraindicada en mastosis y cancerosis.

Sándalo hindú (*Santalum album*): Descongestionante linfático y venoso (varices y hemorroides). Neuralgias, ciáticas, lumbago. Aroma amaderado, seco y estimulante, muy suave y agradable.

Tomillo quimiotipo tujanol (*Thymus vulgaris quim. tujanol-4*): Estimulante, tonificante. Artrosis, tendinitis, astenias (10-30% en aceite vegetal).

Verbena de Indias - Citronela (*Cymbopogon citratus*): Contiene muchos citrales, adecuado para recalentar los tejidos con fricciones. Bueno en tratamientos anticelulíticos. Admite diluciones de hasta el 10 % en aceite vegetal.

Vetiver (*Vetiveria zizanoides*): Inmunodepresiones, problemas menstruales.

Ylang-Ylang extra (*Cananga odorata*): Equilibrante, taquicardias, hipertensión arterial, astenia sexual, frigidez, diabetes. Aroma floral muy apreciado.

6. LOS ACEITES VEGETALES EN AROMATERAPIA

Los aceites vegetales forman una parte primordial de los tratamientos de masaje con Aromaterapia. En efecto, sirven para diluir los aceites esenciales y hacer que se extiendan sobre una mayor cantidad de piel para su absorción. Ayudan en el trabajo del masajista como lubricante y siempre son un excelente nutriente para la piel del cliente.

Los aceites minerales **JAMÁS SE USAN EN AROMATERAPIA**. Muy conocidos de los profesionales del masaje, este tipo de productos elaborados a partir de derivados del petróleo (parafinas), tienen una estructura molecular muy grande y no son absorbidos por la piel. Si bien son un excelente lubricante, la sospecha de su efecto cancerígeno, el origen petroquímico y la no absorción los hacen totalmente inadecuados para un tratamiento de Aromaterapia.

Los aceites que más empleamos son, por orden alfabético:

Aguacate (*Persea gratissima*): Se le considera como uno de los que mejor absorbe la piel. Aplicar en casos de psoriasis y cuando se quiera prevenir el proceso degenerativo de la piel. Ligero protector solar natural. Normalmente se emplea mezclado con otros aceites menos densos como almendras dulces, sésamo, germen de trigo.

Almendras dulces *(Prunus amygdalus var. dulcis):* Árbol cultivado en nuestro país (sobre todo en Tarragona) y el sur de Francia, con un rendimiento de aceite de un 45 % aproximadamente. El aceite tiene un color amarillento suave, olor muy suave también y viscosidad media. Es el aceite más empleado en masaje, aunque las calidades que suelen encontrarse están muy adulteradas con otros aceites de inferior calidad (girasol, soja), ya que desde hace algunos años su precio subió espectacularmente.

Su principal propiedad es CALMANTE, es un aceite dulce, untuoso.

Sus principales aplicaciones, combinado con aceites esenciales relajantes y antiespasmódicos.

Es muy bueno para eliminar la costra láctea de los bebés, aplicando unas gotas en fricciones suaves varias veces. Es una buena base para aceites de masaje (pero no la única).

Avellanas *(Corylus avellana)* : Proviene de los frutos de un arbusto repartido por gran parte de Europa, aunque los principales cultivos se encuentran en Tarragona y Turquía. Se emplean avellanas de la última cosecha para conseguir el mejor aceite. Este aceite se emplea mucho en alimentación (pastelería, bollería, chocolatería), y cuando se conoce el olor y sabor del aceite virgen, enseguida se asocia a algún tipo de dulce familiar (a mi me recuerda con nostalgia a unos caramelos que comía de niño y que ya no se fabrican, precisamente de avellana).

Su color es amarillo-ámbar, su viscosidad media y el olor delicioso a avellanas cuando es virgen (se pierde en el refinado). Su composición es muy parecida a la de almendras dulces.

Aceite más fluido que el de almendras dulces, penetra muy bien en la piel y no deja sensación grasa. Lo recomiendo en masaje para niños y bebés, incluso sin aceites esenciales. Se emplea como aceite tonificante, por lo tanto muy adecuado para masaje muscular. Puede emplearse en una gran cantidad de tratamientos de aromaterapia y estética facial.

Puede emplearse en los eritemas en glúteos típicos de bebés o en eczemas secos, en la cantidad de algunas gotas por aplicación. Muy buena base para preparados corporales y musculares.

Borraja *(Borago officinalis)* : Originaria de Oriente Medio, esta planta produce un interesante aceite vegetal a partir de sus semillas. Contiene un ácido graso insaturado difícil de encontrar, el ácido gamma-linolénico, nutriente indispensable para nuestras células como base en los procesos de regeneración. Ello implica que es un aceite que vamos a emplear, sobre todo, en procesos REGENERATIVOS. Su contenido en este ácido es superior al famoso aceite de prímula u onagra.

De color amarillo-dorado, su olor y gusto son agradables. Sobre todo se emplea en tratamientos faciales rejuvenecedores o regeneradores. Se suele mezclar en proporciones del 5-10 % con aceites como el de almendras dulces o nuez de macadamia.

PRECAUCIÓN, es un aceite muy sensible a la oxidación (enranciamiento), el calor y la luz, mantener en lugar refrigerado y oscuro para mantener todas sus propiedades.

En arrugas, para devolver la flexibilidad a la piel, aplicar algunas gotas mañana y noche. Por su riqueza en ácidos grasos poliinsaturados, es aconsejable tomar media cucharadita de café de este aceite vegetal diariamente, pudiendo alternarse con el de onagra, como revitalizante general.

Girasol *(Helianthus annus)*: Extraído de las pepitas, es un aceite modesto que puede servir como base en preparados donde el bajo precio sea importante.

Personalmente opino que es un error intentar ahorrar dinero en cosas básicas, el efecto que puede tener un producto de 1ª calidad es muy superior a otro, y la diferencia de precio, si se analiza a fondo, es ridícula.

Puede ser interesante como base para elaborar aceites herbales, o como parte de mezclas con otros aceites más densos. Recomiendo utilizar las calidades ecológicas superiores.

Germen de trigo *(Triticum vulgare):* Por su riqueza en ácidos grasos y vitamina E (antioxidante natural), se aconseja la toma de una cucharadita de café con el aceite vegetal cada día durante 2 o 3 meses por año como complemento alimentario y fortificante y regenerador celular.

Se suele asociar con otros aceites, como el de almendras dulces, para las pieles secas, desvitalizadas, eczemas secos y grietas de la piel.

En estado puro es un buen aceite para los tratamientos de contorno de ojos.

Desaconsejado en celíacos y personas con intolerancia al gluten.

En muchas fórmulas que encontraréis en libros, veréis que se emplea en las mezclas al 5 o 10 % como antioxidante natural para que duren más. Sin embargo, esta fama como antioxidante es falsa: es un aceite vegetal que también se enrancia, por lo tanto, difícilmente puede ser un buen protector para otros… No es una fuente de vitamina E tan importante ni fiable como se dice de libro a libro.

Jojoba – Yoyoba *(Simmondsia sinensis)* : Otro de los aceites vegetales superiores. Proviene principalmente de Estados Unidos e Israel (es una planta que se da muy bien en climas semidesérticos).

Muy rico en vitamina E, de textura muy fina, olor discreto y color dorado (existe una calidad refinada no muy recomendable de color transparente), se le considera como un aceite muy especial porque no se enrancia, se comporta como una cera.

Ello permite, por ejemplo, utilizarlo para preparados de base oleosa muy caros, para diluir aceites esenciales caros o para hacer perfumes oleosos con una base que no tiene demasiado olor a aceite.

Es muy bueno en tratamientos del acné y pieles grasas**,** penetrando muy rápidamente en la piel. Se puso de moda en los años 70 como alternativa al esperma de ballena, sustancia grasa muy empleada hasta aquel entonces en la industria cosmética. Puede emplearse también como mascarilla capilar, en la cantidad de algunas gotas y para el problema de las puntas abiertas.

Oliva *(Olea europaea)*: Extraído de la pulpa del fruto, esta planta originaria de Asia Menor, se cultiva en toda la cuenca mediterránea, siendo nuestro país uno de los primeros productores mundiales.

Este aceite vegetal es de una calidad alimentaria y dietética ampliamente probada, y tiene un sabor único que confiere a los alimentos un toque inigualable.

Contiene importantes cantidades de vitamina E, ácido linoléico y ácido alfa linolénico, que protegen al organismo del envejecimiento y previenen accidentes cardiovasculares (la famosa dieta mediterránea). Su riqueza en ácido oleico le dota de buenas propiedades protectoras del esqueleto y preventivas de la arterioesclerosis.

Veremos en muy pocos libros de Aromaterapia datos sobre este aceite vegetal. Su especial textura, densa y olor característico, no lo hacen el más adecuado para bases de masaje, pero sí para tratamientos específicos, elaboración de aceites herbales y como parte de las mezclas de varios aceites.

No obstante, deberíamos tener en cuenta que desde siempre, nuestros antepasados lo han empleado para sus medicamentos, y curaron muchas de sus enfermedades gracias a sus propiedades excepcionales.

Es por ello que en la actualidad, con la cantidad de calidades que pueden encontrarse en el mercado, **resulta muy sencillo buscar calidades de aceite de oliva virgen primera presión en frío de aroma muy suave y afrutado (p.ej. arbequina), amarillos suaves y delicados que suponen una base para el masaje excepcional y muy económica.**

Las principales propiedades del aceite de oliva que vamos a aprovechar en Aromaterapia son: **emoliente, suavizante, restaurador sebáceo.**

Tiene actividad fotoprotectora, por lo que se aplica con éxito en preparados para tomar el sol y también protectores post-solares.

Se ha estudiado efecto frente a la gingivitis. Podemos aplicarlo en preparados calmantes, cicatrizantes y regeneradores (por ejemplo, para tratar las llagas de personas que no pueden moverse), en quemaduras, como bioactivador de la piel, para renovar pieles envejecidas y manchadas, y en masaje para activar la cicatrización de heridas.

Estas propiedades corresponden a las calidades de aceite de oliva **"virgen extra" y "virgen";** las calidades "virgen refinado", "oliva", "oliva puro" y "orujo", **no pueden pretender las mismas propiedades terapéuticas.**

Onagra- Prímula *(Oenathera biennis)*: El aceite proviene de las semillas de esta planta originaria de Norteamérica. Hay que prestar mucha atención al tipo de aceite que se usa, muchos han sido extraídos con disolventes volátiles, refinados y totalmente desnaturalizados, perdiendo sus propiedades terapéuticas.

Es un aceite de color amarillo claro y olor y gusto agradables. Muy rico en ácido gamma-linolénico, como la borraja, elemento indispensable para el organismo. Es un buen aceite para devolver el equilibrio de la piel y regenerarla. Puede usarse como antiarrugas. Se recomienda diluirlo del 5 al 10 % en aceites como almendras dulces, macadamia, sésamo, etc.

Podemos emplearlo en pieles muy secas que suelen completar un cuadro de problemas virales, alcoholismo, tabaquismo y enfermedades crónicas, así como en el tratamiento de problemas inflamatorios, como el reuma y en eczemas (ingestión).

Precaución: muy sensible al oxígeno, luz y calor, mantener en lugar fresco y oscuro para su óptima conservación. Consumir rápidamente, almacenar el menor tiempo posible. Sirven las mismas indicaciones del aceite de borrajas.

Rosa mosqueta *(Rosa rubiginosa)*: Original de Chile, donde se han realizado estudios científicos y médicos que demuestran su excelente propiedad como regeneradora celular y cicatrizante. Tiene una textura muy agradable, color naranja-rojizo y olor característico.

El principal sistema de extraer el aceite de los escaramujos que lo contienen ha sido mediante disolventes. En estos momentos, hay una pequeña producción de este aceite obtenido por el sistema de extracción a través de CO_2 supercrítico, con una calidad de producto muy superior al sistema de extracción con disolventes, y que también permite incorporar este aceite a la dieta con mayor seguridad pero una producción limitada. Los pocos proveedores que venden auténtica rosa mosqueta obtenida por presión en frío lo tienen muy complicado en un mercado muy saturado de calidades ínfimas y de adulteraciones. Pero los resultados son increíbles.

El aceite de rosa mosqueta, muy rico en ácidos grasos insaturados, se emplea con éxito en cicatrices, queloides y problemas de pigmentación. Su alto contenido en ácido oleico lo hace contraindicado en problemas de acné y en pieles grasas. Es excelente para reducir la oxidación celular (rejuvenecedor). Suele adulterarse con aceite de sésamo (de composición química parecida) y venderse a precios abusivos (sobre todo en el mercado de la estética) en nuestro país.

Observación: En alguna ocasión he conocido el caso de que algunos profesionales consideran que el aceite de rosa mosqueta de mejor calidad es el que huele a pescado podrido (aceite rancio), de forma que si no es así no lo compran. Jamás debería trabajarse con aceites rancios, además de su desagradable olor, pueden producir reacciones alérgicas.

Sésamo (*Sesamum indicum*) : Planta originaria del África Tropical, conocida ya por los egipcios y en Oriente, donde se emplea mucho en alimentación. Rico en ácidos oleicos y linoléicos, así como en lecitina, es una excelente base para aceites de masaje, desde mi punto de vista, superior en textura y propiedades al de almendras dulces. Tiene propiedades regeneradoras, protectoras frente al sol y se absorbe bien por la piel. Combina muy bien con otros aceites vegetales.

ACEITES VEGETALES ESPECÍFICOS

Se trata de aceites vegetales empleados en Aromaterapia sólo por sus características muy especiales, no muy comunes. Cada vez hay en el mercado más aceites vegetales nuevos, algunos de propiedades excelentes y otros que pueden ser perfectamente olvidados. Mi recomendación para los profesionales del masaje es buscar aquellos aceites más afines a su forma de trabajo y centrarse en excelentes calidades de todos ellos. No hace falta tenerlos todos, pero sí los más potentes para aquellos tratamientos que con mayor frecuencia vayamos a aplicar.

Cacahuete (*Arachis hypogaea*): Específico para tratamientos de artrosis.

Ricino (*Ricinus communis*): Muy denso, espeso. Muy adecuado para reforzar uñas, cejas y pestañas. También en compresas para aliviar los dolores en las articulaciones. No es un aceite comestible.

ACEITES HERBALES - ACEITES MACERADOS - PHYTOLES

Bajo esta denominación encontramos toda una serie de preparados muy empleados en aromaterapia y fitoterapia, en los que ponemos a macerar una planta en aceite vegetal para extraer sus principios activos.

Las bases más empleadas suelen ser aceite de oliva y aceite de girasol. En aromaterapia, suelen emplearse mezclados con aceites vegetales, como complemento del tratamiento gracias a sus propiedades específicas.

Muchos de estos preparados tienen una larga tradición de usos, ya que son muy fáciles de elaborar y están al alcance de cualquiera, al contrario que procesos complicados como la destilación.

Árnica *(Arnica montana):* Especie propia de Europa Central, se encuentra en prados de montaña a una altitud entre 800 y 2400 metros. Flor amarilla intensa, se emplea toda la planta para realizar extractos, aunque los ingredientes activos se encuentran sobre todo en la flor.

Tiene propiedades estimulantes, podemos emplearlo en preparados para masaje deportivo. Tradicionalmente se ha usado para curar golpes y contusiones, gracias a sus propiedades antiinflamatorias.

El aceite esencial es muy tóxico, no debería emplearse nunca. Los preparados homeopáticos de árnica son muy eficaces en procesos ligados a la regeneración celular y carecen de contraindicaciones.

Precaución: Los extractos de árnica son tóxicos por vía interna. No aplicar en heridas abiertas.

Caléndula (*Calendula officinalis*) :

Herbácea anual muy empleada como planta ornamental en jardines por sus bellas flores anaranjadas. Originaria de la India, está bien adaptada a nuestro clima.

Se emplean sólo las flores para elaborar el aceite, tradicionalmente usado para tratar grietas, llagas y úlceras en la piel, quemaduras y procesos inflamatorios.

Se emplea en el tratamiento del impétigo, acné y escoceduras del pañal. En las grietas en los pezones, que se producen a veces durante el proceso de lactancia, tiene la ventaja de ser un aceite no tóxico para los bebés.

El aceite esencial de caléndula es muy caro y difícil de obtener, pero el aceite herbal es muy sencillo de preparar, siempre y cuando no se confunda con la Caléndula Mexicana (*Tagetes minuta*), con propiedades totalmente distintas, sobre todo usada por sus cualidades fungicidas.

Centella asiática - Hidrocotile (*Centella asiática*) : Procedente de zonas tropicales, esta planta de flores que van desde el blanco al rosa pálido, proporciona un interesante aceite de a partir de sus hojas.

Tiene propiedades contra la lepra y la tuberculosis de piel. Estimula la síntesis del colágeno y ayuda al desarrollo del tejido conectivo.

Se emplea tradicionalmente como antiinflamatorio, cicatrizante y regenerador en heridas. Es adecuado en tratamientos anti estrías y antiarrugas.

Consuelda (*Symphytum officinalis*) : Especie muy común. Las hojas de la planta contienen mucha más proteína en su estructura que cualquier otro vegetal conocido.

Se emplean también las raíces por su alto contenido en alantoína, componente que estimula la regeneración de los tejidos. Se emplea mucho en tratamientos de fracturas, torceduras, tirones musculares, heridas y úlceras. Es muy efectiva para reducir la inflamación en el tratamiento de fracturas.

Equinacea (*Echinacea purpurea*): Planta perenne originaria de Norteamérica. Se emplea la raíz y el rizoma. Tiene un largo historial (muy empleada por los indios americanos) como fungicida, antibacterial y antiviral.

Se está utilizando en el tratamiento del SIDA. En uso externo, específica en tratamientos por infecciones inflamatorias, inhibe la producción de hialuronidasa e incrementa la permeabilidad capilar, estimulando la fagocitosis. También se emplea en forúnculos, abscesos, heridas infectadas y picaduras de serpientes. Ayuda a reducir cicatrices y estrías.

Hipérico – Hierba de San Juan (*Hypericum perforatum*): Planta perenne que encontramos en toda Europa y Norteamérica.

Tradicionalmente empleada en nuestra cultura mediterránea como depurativo de la piel. Se recolectaban las flores el día de San Juan para conseguir los extractos con más potencia. Por la noche, la gente se dejaba impregnar el cuerpo desnudo en el rocío de sus flores (sería una forma de aplicar la terapia floral del Dr. Bach).

Es una planta muy efectiva para dolores articulares, gota y lumbago, ayudando a incrementar el flujo sanguíneo en la zona afectada. Aplicándolo en compresas en contusiones y torceduras, proporciona alivio inmediato.

Su empleo rutinario en el cuidado de manos previene la aparición de manchas de la edad. Se emplea en fórmulas antiarrugas. Tradicionalmente usado para el tratamiento de quemaduras, úlceras y venas varicosas.

Es fotosensibilizante.

MANTECAS VEGETALES

Las mantecas son sustancias grasas de consistencia cerosa (ligera o sólida), con un punto de fusión generalmente sobre los 50 ° C. Se extraen también de vegetales.

Manteca de cacao (*Theobroma cacao*): Empleada tradicionalmente como sustancia grasa para dar consistencia a los cosméticos, tiene propiedades protectoras de la piel, hidratantes, nutritivas y cicatrizantes (barras para labios cortados). Se usa como base para fabricar el chocolate. Es la más consistente de todas las mantecas.

Manteca de coco (*Coco nucifera*): Materia grasa que funde a 24 °C. En sus zonas de origen (Pacífico, Asia), siempre se ha empleado para proteger la piel y los cabellos de las inclemencias del tiempo.

Aceite muy delicado, enrancia enseguida si no está hidrogenado. En Tahití, se usa para macerar la flor del Tiaré, elaborando un aceite herbal denominado Monoï de Tahití.

Los problemas que da debido a su bajo punto de fusión y facilidad de enranciamiento lo hacen difícil de trabajar en Aromaterapia, pero su tacto en masaje es muy sensual y untuoso.

Manteca de karité – Shea butter (*Butyrospermum Parkii*) : Árbol africano que se encuentra en las sabanas del África Oriental y en la región ecuatorial del continente, llegando al sur del Sudán. Los frutos necesitan 6 meses para madurar.

Funde a 37.8 ° C (muy cercano a la temperatura de la piel), lo cual la hace muy fácilmente absorbible. Tiene una textura muy suave y agradable y un delicado olor y color pálido.

Posee propiedades hidratantes, calmantes, regeneradoras y cicatrizantes. Es muy adecuada en tratamientos de regeneración celular, antienvejecimiento y post-solares. Recomendable en pieles maduras y sensibles y en bebés y niños.

Enrique Sanz Bascuñana

7 . DOSIFICACIÓN

IMPORTANTE:

El porcentaje de dilución del aceite esencial.

La cantidad total del aceite aplicado.

La zona total de piel donde se aplicará el aceite.

Menos importante:

o   El aceite esencial usado en particular.

• El aceite vegetal (u otro vehículo) en que se diluye el aceite esencial.

▪ La parte o partes del cuerpo donde ha sido aplicado el aceite esencial.

▪ El contenido de humedad y la temperatura de la piel.

▪ La salud y la integridad de la piel.

▪ La capacidad de absorción de la piel.

▪ La extensión de la piel cubierta por el masaje.

▪ La rapidez con que la piel se lava después del masaje.

Asumiremos que el aceite se extiende en una capa muy fina sobre la zona del masaje y que el máximo número de aplicaciones corporales totales en 24 horas es 1. Normalmente se necesitan 12 ml. de aceite vegetal o porteador con 6 gotas de aceite esencial para hacer un masaje de cuerpo entero.

Sabemos que después de la aplicación sobre la piel, entre el 4 y el 25 % del aceite esencial es absorbido. En la mayoría de los casos, la cantidad absorbida realmente a través de la piel será de ½ a 2 gotas.

Las dosis orales, tomadas en periodos de 24 horas, pueden variar según el criterio médico.

La absorción y paso de los aceites esenciales al torrente sanguíneo después de una aplicación dérmica es mucho más lenta que en la dosificación oral.

Las concentraciones no subirán nunca a niveles muy altos porque el aceite está siendo renovado continuamente por la circulación sanguínea. En cualquier momento, la cantidad presente en la sangre después de una aplicación dérmica, será relativamente baja.

Las cantidades absorbidas en baños, inhalaciones y vaporizaciones son relativamente pequeñas y ciertamente, nunca excederán los máximos de un masaje.

La cantidad de aceite esencial usado en pesarios, duchas y supositorios vaginales varía, y podría llegar hasta la misma cantidad que en dosis orales.

La seguridad del aceite esencial individual, en estos casos, dependerá del tipo de aceite y la cantidad administrados.

El uso diario y la aplicación frecuente podrían causar daños en los tejidos del hígado o riñones.

BEBES Y NIÑOS

No recomendamos nunca el uso oral en bebés y niños. Para aplicaciones dérmicas, se necesita mucho cuidado en el caso de niños pequeños. Esto es debido a que la piel del bebé es especialmente fina, por consiguiente, es más sensible y más permeable a los aceites esenciales.

La dosis para niños en un baño o masaje (cuando usamos aceites esenciales en el baño, primero añadir el aceite esencial a 10 ml. de leche entera).

Menos de 2 años
(almendras dulces).

1 gota en 30 ml. de aceite vegetal

De 2 a 5 años

1 a 2 gotas en 10 ml. a.v.

De 5 a 12 años

2 a 4 gotas en 10 ml. de a.v.

De 12 años en adelante

5 gotas en 10 ml. de a.v.

BAÑOS

Primero llenar la bañera, cuando esté a punto de terminarse de llenar, añadir los aceites esenciales previamente mezclados con leche entera, leche en polvo, sal marina, o cualquier otro producto natural que permita su solubilidad parcial o total . La cantidad de aceite esencial a emplear oscilará entre 5 y 12 gotas.

COMPRESAS

Hacer una mezcla normal (6 gotas en 12 ml. de aceite porteador), aplicar un masaje suave en la parte del cuerpo a tratar con la mezcla y aplicar la compresa de algodón caliente o fría. También pueden hacerse con agua en lugar de aceite porteador.

DIFUSION Y VAPORIZACION

De 6 a 10 gotas pueden aplicarse a quemadores con velas, eléctricos, ionizadores y todo tipo de difusores de aromas.

MASAJES

Los masajes aromaterapéuticos (son más suaves y ligeros que los masajes tradicionales), la Reflexoterapia, el masaje Ayurvédico, el Shiatsu, la Terapia de Polaridad son excelentes técnicas de aplicación de los aceites esenciales por vía tópica (a través de la piel). Normalmente se emplean 6 gotas en 12 ml. de aceite porteador.

Algunos acupuntores también los aplican sobre los meridianos.

PRECAUCIONES

Como cualquier sustancia concentrada, Ud. tiene que mantenerlos fuera del alcance de los niños, nunca jamás deje una botella sin goteador a su alcance.

No aplicarlos directamente sobre la piel excepto si un experto aromaterapeuta se lo aconseja.

8. SEGURIDAD EN AROMATERAPIA

Muchos de los aceites esenciales usados en aromaterapia han sido empleados en Medicina durante miles de años pero en forma de la planta entera.

Cuando se destilan de las plantas, los aceites esenciales que se obtienen están concentrados cien veces o más que en estado natural, por lo que algunas de sus propiedades pueden ser muy acusadas en los aceites esenciales.

Algunas de estas propiedades pueden ser deseables, pero cualquier toxicidad asociada a los aceites esenciales será mucho mayor que la de la planta entera de la que se obtiene.

La mayoría de los aceites esenciales presentan poco o ningún riesgo cuando se aplican correctamente en la aromaterapia., aunque como hay plantas venenosas (cicuta), bayas (belladona), hongos (*Amanita faloides*), también hay aceites esenciales tóxicos (el de almendras amargas sin rectificar contiene cianuro).

Han habido algunas muertes debidas a la ingestión accidental de grandes cantidades de aceite esencial, por ejemplo el Wintergreen (*Gaultheria procumbens*).

Como cualquier sustancia que esté en contacto con el cuerpo, la dosis es sumamente importante; hasta materias que parecen inocuas, como la sal, el azúcar, el agua, pueden ser fatales si se ingieren en exceso.

El origen natural de los aceites esenciales no garantiza su seguridad (natural nunca ha sido un sinónimo de seguro).

Encontrar toxinas en aceites esenciales es fácil aunque en la mayoría de los casos, estas toxinas encontradas están presentes en cantidades ínfimas.

La dificultad aparece al determinar en qué contexto (dosificación, nivel, frecuencia, modo de administración, etc.) la sustancia en cuestión es peligrosa para la salud.

Por ejemplo, el aceite esencial de romero contiene un 10-20 % de alcanfor y el alcanfor es especialmente peligroso en embarazadas y epilépticos, **pero solamente a partir de una cierta dosis.**

En la práctica, eso quiere decir que aunque la cantidad de aceite esencial de romero recetado oralmente pudiera ser peligrosísima, la cantidad absorbida a través de un masaje aromaterapéutico es segura.

CUESTIONES IMPORTANTES A TENER EN CUENTA

Envenenamiento con aceites esenciales en bebés y niños: En temas de seguridad, hay una conclusión de suma importancia: en las cantidades en que se comercializan habitualmente los aceites esenciales (5-15 ml.), pueden ser mortales si un niño los ingiere. Ya ha habido muchos casos fatales en los últimos 70 años. Seguramente, la razón de que los accidentes infantiles no se han incrementado con el crecimiento actual de la Aromaterapia, es que la mayoría de los aceites esenciales se venden con obturadores cuentagotas. Esto hace muy difícil que el pequeño beba el contenido. Las botellas con el cuello abierto deberían abolirse dentro de la Aromaterapia, y en el etiquetado debería avisarse de que no estén al alcance de los niños.

Problemas de piel: Sensibilización e irritación, son unos temas menos dramáticos que el envenenamiento, pero hay un riesgo muy superior de usos indebidos, porque la mayoría de aceites esenciales empleados en Aromaterapia , se aplican sobre la piel. Hay una pequeña cantidad de aceites esenciales (incluyendo la corteza de canela), que presentan altos riesgos de reacciones cutáneas. Hay que tener mucho cuidado cuando se aplican aceites esenciales sobre pieles dañadas o zonas donde hay evidencia de irritación. La dermatitis es una señal obvia de la reacción adversa a los aceites esenciales.

¿QUÉ HACER EN CASO DE INGESTION ACCIDENTAL?

Si un niño o un adulto ingiere una cantidad indefinida de aceite esencial:

1- Tomar abundante aceite vegetal.
2- **No intentar provocar el vómito.**
3- Acudir a urgencias rápidamente llevando el envase del producto ingerido.

ACCIDENTES CON ACEITES ESENCIALES

Todos los aceites esenciales, **aún diluidos**, **son extremadamente irritantes** si penetran en los ojos. Si le ocurre mientras está tomando un baño aromaterapéutico, lave los ojos con aceite vegetal puro. Si el aceite esencial puro cae en los ojos, inmediatamente limpiarlos con un algodón empapado en leche entera o aceite vegetal. Si este tratamiento no alivia la irritación, buscar ayuda médica.

El aceite puro en los dedos puede ser retirado frotándolos con una solución fuerte de jabón de fregar la vajilla.

Nunca frotar los ojos si las manos están en contacto con aceites esenciales. Dos aceites esenciales comunes que duran mucho tiempo en los dedos y que pueden causar irritaciones son canela y menta.

Enrique Sanz Bascuñana

9. EMBARAZO Y ACEITES ESENCIALES

Una forma de entender la aromaterapia en este contexto, es que cualquier producto concentrado (incluidos los aceites esenciales), debería estar fuera del contacto de mujeres en los primeros meses de embarazo.

Después del cuarto mes, hay muchos aceites esenciales que se pueden aplicar en tratamientos aromaterapéuticos, algunos de los cuales son particularmente efectivos y relajantes. Estamos tratando al bebé cuando tratamos a su madre, así que de 1 a 2 gotas en la mezcla de masaje o baño como máximo.

Sin embargo, en la actualidad, hay datos más que sobrados *para entender que salvo unos pocos aceites esenciales muy tóxicos, la mayor parte de ellos puede usarse en el embarazo en las dosis habituales por vía externa (sobre 2%) en que se aplican de forma profesional.

Aceites más seguros para usar en el baño:

☐ Geranios

☐ Mandarina

☐ Neroli - Azahar

☐ Sándalo hindú

☐ Ylang-Ylang Extra

☐ Rosa damascena

☐ Lavanda

☐ Árbol del té quimiotipo terpineol-4

☐ Manzanillas romana y azul

*Guba, R. (2000). Toxicity Myths. International Journal of Aromatherapy, Vol 10.1/2

Enrique Sanz Bascuñana

10. CONTROL DE CALIDAD

Los aceites esenciales, debido a su alto costo de producción, sufren multitud de adulteraciones y falsificaciones.

Los productos sintéticos pueden ser mucho más baratos, estables aromáticamente y no sufren por malas cosechas.

Si la persona que emplea estas sustancias no tiene un conocimiento muy profundo o un proveedor de confianza que no le engañe, es francamente difícil poder trabajar la Aromaterapia al 100 % de sus posibilidades.

Se emplean principalmente dos técnicas para determinar la composición y calidad y adulteraciones que puede sufrir un aceite esencial:

1)   Cromatografía de gases.
2)   Espectrometría de masas.

A partir de un patrón, es decir, una muestra fiable del producto obtenido en la destilación de una planta, puede determinarse su pureza y composición química.

Estas son las técnicas más avanzadas de análisis.

Otras técnicas de determinación de las constantes físico-químicas de un aceite esencial (índice de rotación, índice de refracción, densidad, pH, rH, etc.) no son definitivas para garantizar la pureza, ya que pueden alterarse y manipularse con determinados compuestos químicos.

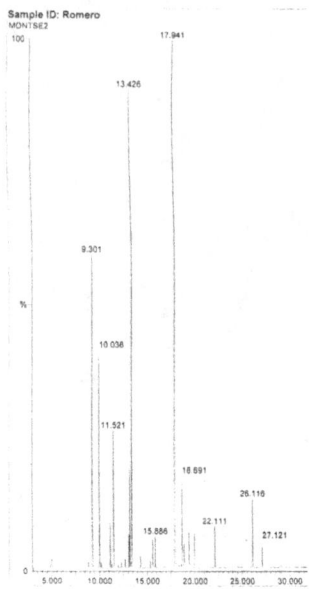

Cromatografía de gases del aceite esencial de romero quimiotipo alcanfor

Es de suma importancia hoy en día que la destilación de la planta sea completa: si para conseguir extraer todos los componentes una destilación precisa tres horas, por ejemplo, y se realiza en dos, habrá una parte de componentes que no aparezcan en el aceite esencial y que forman parte de su integridad y efectividad global.

Antiguamente no se tenía tan claro este concepto como en la actualidad, gracias a las técnicas analíticas de que se dispone en estos momentos se pueden determinar con gran precisión y rapidez las composiciones químicas de los destilados.

BIBLIOGRAFÍA

L´aromathérapie. Dr. Jean Valnet. Maloine S.A. Editeur. Paris, 1990.
Aromaterapia. Guía para su uso en el hogar. Christine Westwood.
Amberwood Publishing Ltd. Gran Bretaña, 1994.
El Arte de la Aromaterapia. Robert Tisserand. Paidós. Barcelona 1999.
La Aromaterapia en casa. Guía de elaboración de perfumes con esencias
naturales. Chrissie Wilwood. Susaeta-Tikal. Madrid.
Manual Fácil de Aromaterapia casera. Chrissie Wildwood. Tikal. Girona.
España.
Naturalmente Esencial. Introducción a la Aromaterapia. Francisco
Carbonnel. Martorell Editor. Barcelona, 1998.
Tudo Sobre Aromaterapia. Adão Roberto da Silva. Ed. C. Roka. Brasil.
The Blossoming Heart. Robbi Zeck ND. Aroma Tours. Australia, 2008.
La Nueva Aromaterapia, de la magia a la certeza científica. Enrique Sanz
Bascuñana. Ed. Obelisco, Barcelona 1996. *(Reeditado en 2003 con el título
"Aromaterapia: de la magia a la certeza científica" por la misma editorial).*
Aromaterapia, una terapia para el placer. Enrique Sanz Bascuñana. El
Mundo de las Terapias. Barcelona, 2010 / Ed. Obelisco 2015.
Aromaterapia, el poder sanador de los aromas naturales. Enrique Sanz
Bascuñana. Ed. Hispano Europea, Barcelona 2011.

TERAPÉUTICA/ CIENTÍFICA

L´aromathérapie exactament. P. Franchomme, Dr. D. Pénoël. Ed. Roger
Jollois. Limoges, 2001. *(La Biblia de la Aromaterapia, de la que todos los
aromaterapeutas actuales somos deudores).*
Aromaterapia para sanar el Espíritu. Gabriel Mojay. Ed. Diana. México
1999.
Aromatherapy for Healt Professionals. Shirley Price-Len Price. Churchill
Livingstone. London, 1999.
Clinical Aromatherapy in Nursing. Jane Buckle. Arnold. Great Britain,
1997.
Medecine Aromatique, Medecine Planetaire. Daniel Pénöel. Ed. Roger
Jollois. Limoges, 1991.
Plantas aromáticas. Tratado de Aromaterapia Científica. Mónica Diana
Romero Márquez. Kier. Buenos Aires, 2004.

SOBRE EL AUTOR

Aromatólogo y Maestro Artesano Perfumista.
Actual Director y fundador del Instituto de Aromaterapia Integrada E.S.B.
Presidente y fundador de la Asociación Española de Aromatología (A.E.A.).
Fundador y Director del Laboratorio Apsara Vital (1992-2010).
Diploma de Maestro Artesano Fabricante de Perfumes y/o Cosméticos de la Generalitat de Catalunya (julio 2014).
Libros publicados: "La Nueva Aromaterapia, de la magia y la intuición a la certeza científica", Ediciones Obelisco (Barcelona, 1.996), "Aromaterapia Práctica" editado por El Mundo de las Terapias (septiembre 2010), "Aromaterapia. El poder sanador de los aromas naturales" de Editorial Hispano Europea (septiembre 2011), "Los aromas naturales en tiempos bíblicos" Ed. Finis Terrae, junio 2012 "Aromaterapia Sagrada", Ed. Jeanro, México (noviembre del 2012).Profesor del módulo de Aromaterapia del Postgrado Universitario: "Interculturalidad y Terapias Naturales" de la Universidad Ramon Llull de Barcelona (1.999-2.008).
Profesor del módulo de Aromaterapia del Postgrado Universitario: "Hidroterapia" de la Fundació Universitat de Girona, Instituto PRODAN (2002-2008). Profesor de Cursos de Aromaterapia y Cosmética Natural, organizados por su Laboratorio, en toda España, Portugal, Andorra y México (1.992-2.011).
Profesor habitual de Cursos de Aromaterapia y Cosmética Natural en Centros de Enseñanza nacionales, europeos y americanos.
Ponente en Congresos nacionales e internacionales de Aromaterapia y Terapias naturales. Co-organizador, asesor científico y ponente del Primer y Segundo Congreso Nacional de Aromaterapia (Barcelona, 2009-2012).

Contacto: enrique@institutoesb.es